DE

L'ÉLECTRO-MAGNÉTISME

AU POINT DE VUE MÉDICAL

PAR

M. ROUSSELLE

Docteur en médecine de la Faculté de Paris, Lauréat de l'Université italienne.

Prix : 1 fr.

Paris

IMPRIMERIE DE Mme Ve BOUCHARD-HUZARD

RUE DE L'ÉPERON, 5.

—

1866

DE

L'ÉLECTRO-MAGNÉTISME

AU POINT DE VUE MÉDICAL

PAR

M. ROUSSELLE

Docteur en médecine de la Faculté de Paris, Lauréat de l'Université italienne.

Paris

IMPRIMERIE DE Mme Ve BOUCHARD-HUZARD

RUE DE L'ÉPERON, 5.

—

1866

CURE RADICALE

DE L'IMPUISSANCE

CHEZ L'HOMME

ET

DE LA STÉRILITÉ

CHEZ LA FEMME.

Découverte scientifique

PAR L'AUTEUR.

[illegible]

[illegible]

[illegible]

[illegible]

[illegible]

[illegible]

[illegible]

DE

L'ÉLECTRO-MAGNÉTISME

AU POINT DE VUE MÉDICAL.

Parmi les découvertes de la science moderne, l'électricité a ouvert une ère nouvelle aux recherches de l'esprit humain. Les expériences de Galvani et de Volta, leurs disputes, vulgarisèrent la découverte du premier de ces savants.

Volta créa la pile qui porte son nom, et démontra l'existence et la direction des courants. Les appareils perfectionnés de

Daniel et de Bunsen enrichirent la physique et la chimie, qui à leur tour furent mises à contribution par l'industrie.

Mais c'est surtout depuis les expériences d'OErstedt, la théorie d'Ampère, que l'aimantation par les courants, après avoir créé la télégraphie, put, au moyen des appareils Pixie et de Clarke, démontrer que les courants d'induction possèdent toutes les propriétés des courants voltaïques, que les commotions qu'ils déterminent sont beaucoup plus intenses dans l'organisme animal, et put donner ainsi raison à la découverte si pleine d'applications thérapeutiques de M. Faraday.

Les premières maladies contre lesquelles on employa l'électricité furent : les rhumatismes, les paralysies, la surdité, les scrofules, la chlorose, le rachitisme, l'ankylose et la goutte sereine.

Le mode d'application de l'électricité était alors bien imparfait ; mais, grâce aux travaux récents du Dr Duchenne, de Boulogne, l'électricité d'induction put être dirigée avec succès soit sur la peau, soit sur un nerf dans l'épaisseur d'un muscle, soit enfin dans les organes profonds, les organes des sens et les organes génitaux. C'est cette triple propriété qui constitue les trois méthodes dites de l'électrisation cutanée ou *faradisation*, de l'électrisation musculaire et de l'électrisation profonde.

L'action thérapeutique de la faradisation cutanée est une excitation instantanée depuis le simple chatouillement jusqu'à la douleur. On l'emploie contre les névralgies, surtout la névralgie sciatique, qui est si rebelle et que la faradisation modifie profondément. On emploie aussi cet agent contre le rhumatisme musculaire et les hyperesthésies hystériques ou autres. Les anesthésies sont aussi soulagées, et bien des fois en quelques minutes l'électricité a rendu la sensibilité à un membre entier. — M. Duchenne a appliqué avec succès sa méthode de faradisation cutanée à la résolution d'engorgements glandulaires, de tumeurs blanches. On peut ainsi remplacer avantageusement les sinapismes et les vésicatoires dont l'action est toujours assez lente ; enfin l'auteur dont je viens de parler cite dans son ouvrage une femme apportée à la Charité, en décembre 1847, sans aucun signe de connaissance ; elle s'était asphyxiée par le charbon. Sous l'influence de la faradisation elle donna bientôt signe de douleur, de vie, cria même, put montrer la langue, donner la main et répondre par oui ou par non. Si elle ne fut pas sauvée, c'est parce qu'elle avait été électrisée trop longtemps après l'accident.

L'électrisation musculaire, plus encore que la faradisation cutanée, ne doit être pratiquée qu'avec l'électricité d'induction. Elle exige la connaissance des muscles et du passage des nerfs; aussi ne peut-elle être employée que par un médecin. On applique les courants directement ou indirectement, et il est nécessaire que la dose soit proportionnée au degré d'excitabilité du muscle dont on excite la mobilité ou la sensibilité.

L'électrisation musculaire directe donne d'excellents résultats dans les *paralysies des mouvements volontaires* quelles que soient leurs causes, les paralysies spinales ou hystériques, les accidents saturnins avec les atrophies qui en dépendent.

Tous ces cas ont été traités par M. Duchenne dans les hôpitaux de Paris, en présence d'un grand nombre de témoins, et tous ont été guéris. Un malade, entre tant d'autres, couché au n° 11, salle Saint-Louis (Charité), était paralysé, depuis dix mois, de tout le membre supérieur gauche, à la suite d'une hémorragie cérébrale; il guérit après six mois de traitement; d'où il faut conclure que les malades ne doivent pas se laisser décourager par une irréussite au début ; ce n'est souvent qu'après des séances multipliées qu'ils obtiendront leur guérison.

Les contractures, les névroses ont aussi été guéries par l'électrisation musculaire ; c'est surtout la danse de Saint-Guy qui a compté le plus de succès. Enfin il n'est pas jusqu'à la colique de plomb, l'asthme et l'angine de poitrine qui n'aient été très-favorablement influencés par la faradisation musculaire.

Il nous reste à parler de l'électrisation des organes intérieurs. On agit sur eux directement ou par l'intermédiaire des nerfs qui s'y rendent, à l'aide de quelques procédés spécialement connus du praticien.

C'est ainsi que dans des cas de selles involontaires on a électrisé l'anus avec succès. Il en est de même de la vessie, et on sait combien sont fréquentes les affections de cet organe.

La faradisation de la matrice, dans les maladies des femmes, a obtenu aussi de beaux succès.

Dans les affections si nombreuses et si graves du larynx, on emploie encore l'électricité, ainsi que pour le pharynx et l'œsophage.

M. Duchenne combat victorieusement par son procédé les maladies du foie, de l'estomac, des poumons et du cœur.

Dans certains hoquets rebelles, la faradisation du diaphragme fait cesser les contractions de ce muscle ; en 1847, le n° 6 de la salle Saint-Louis (Charité) avait la parole saccadée et semblable à un aboiement depuis plusieurs années ; sous l'influence de l'électrisation indirecte, on vit cette maladie guérir.

Les organes des sens sont aussi accessibles à la faradisation. Les perversions du toucher, de l'ouïe, de la vue, de l'odorat et du goût ont été sinon toujours guéries, du moins très-sensiblement soulagées.

Mais c'est surtout par les organes génitaux chez l'homme que l'électricité est vraiment merveilleuse. L'impuissance disparaît, la force et l'ardeur de la jeunesse reviennent, et tel homme, vieux avant l'âge par les excès ou les privations, peut, à l'aide de la fustigation électrique, rajeunir de quinze années.

Enfin, chez la femme qui nourrit, il est reconnu que l'électricité fait affluer le lait dans les mamelles et peut en faire revenir dans les seins épuisés.

Mais, jusqu'ici, c'est à Paris ou dans les grands centres de population que des médecins capables ont expérimenté à l'aide d'appareils puissants qui ne sont pas encore répandus dans les campagnes.

Ayant exercé moi-même longtemps dans une grande ville, je me suis pourvu d'un bon appareil, avec lequel j'ai déjà obtenu bien des guérisons. En venant me fixer dans ce pays, je désire faire profiter les habitants des bienfaits de cet agent nouveau.

Mon expérience mise à la portée de tous obtiendra ici, j'en réponds, les succès qu'on est en droit d'en attendre. A ma première visite je fixerai la longueur et la fréquence des séances, d'après la sensibilité du sujet, et le genre d'électricité qui conviendra à son affection.

Alors plus de ces différences qui existent entre les habitants des villes et ceux des campagnes ; les bienfaits d'une médecine nouvelle ne seront plus désormais l'apanage de la fortune, et un des progrès les plus utiles à l'humanité sera enfin réalisé : la guérison des souffrances physiques mise à la portée de tous.

TRAITEMENT SPÉCIAL

Par M. ROUSSELLE

Docteur en médecine et en chirurgie de l'Université italienne
et de la Faculté de Paris

Des maladies suivantes :

TUMEURS ET ENGORGEMENTS GLANDULAIRES, CANCER, IMPUISSANCE, FRACTURES, LUXATION, PARALYSIE, CHARBON, NÉVRALGIE, MALADIES SECRÈTES.

SIX MENTIONS HONORABLES EN ITALIE.

Je, soussigné, professeur de clinique à la Faculté de médecine de Paris, médecin de l'Hôtel-Dieu, membre de l'Académie impériale de médecine, etc., certifie que M. Rousselle (Narcisse), né à Rouen, le 6 décembre 1832, a suivi, pendant l'année 1864, à l'hôpital de la Charité, mes leçons cliniques avec un grand soin et une grande exactitude ; il a porté beaucoup d'intérêt aux malades qui lui ont été confiés, et les a soignés avec un dévouement digne d'éloges. Il s'est exercé, aidé des conseils de mes aides de clinique, à l'étude de l'électro-magnétisme, du plessimétrisme et de l'organographisme, et M. Rousselle a acquis beaucoup de précision dans l'étude du malade.

Paris, le 10 novembre 1865.

Signé : P. B. Piorry.

Nous, soussigné, consul général de France à Milan, certifions et attestons que M. Étienne-René-Narcisse Rousselle, né à Rouen, le 6 décembre 1832, médecin-chirurgien établi en cette ville, y a exercé sa profession, depuis plus de trois ans, avec zèle et dévouement, que sa conduite a été très-honorable, que non-seulement il n'a jamais été fait contre lui, à ce consulat général, aucune plainte de quelque nature que ce soit, mais que nous avons toujours entendu faire l'éloge de sa bienveillance envers ses compatriotes malheureux.

En foi de quoi, nous avons délivré le présent certificat, à Milan, le 5 octobre 1863.

Le consul général de France,

Signé : CH. DIEUDÉ-DEFLY.

Paris. — Impr. de Mme Ve Bouchard-Huzard, rue de l'Éperon, 5.